SUR LA MÉTHODE DU PROFESSEUR ESMARCH

POUR ASSURER

L'HÉMOSTASE DANS LES OPÉRATIONS

SUR LA MÉTHODE DU PROFESSEUR ESMARCH

POUR ASSURER

L'HÉMOSTASE DANS LES OPÉRATIONS

SUR LA LIGATURE ÉLASTIQUE

PAR

LE DOCTEUR P. MARDUEL

Membre titulaire de la Société nationale de médecine et de la Société
des Sciences médicales de Lyon.

LYON

IMPRIMERIE D'AIMÉ VINGTRINIER

Rue de la Belle-Cordière, 14

1874.

SUR LA MÉTHODE DU PROFESSEUR ESMARCH

POUR ASSURER

L'HÉMOSTASE DANS LES OPÉRATIONS

Au mois d'avril 1873, le professeur Esmarch (de Kiel) a fait connaître à ses confrères allemands, réunis en congrès, une méthode imaginée par lui pour arriver à pratiquer un certain nombre d'opérations en évitant au malade toute, ou du moins à peu près, toute perte de sang. Cette méthode, expérimentée à l'heure qu'il est par plusieurs chirurgiens allemands, anglais et français, nous a paru intéressante à étudier d'une manière analytique et critique, quoique plus d'un journal français l'ait déjà signalée. La plupart de nos journaux se sont contentés jusqu'ici d'analyser ou de traduire une note de Billroth, publiée, le 19 juillet 1873, par la *Wiener medizinische Wochenschrift*. C'est ce qu'ont fait la *Gazette médicale de Paris* (n° du 16 août), le *Progrès médical* (n° du 11 octobre 1873), la *Gazette médicale de Strasbourg* (n° du 1er octobre 1873), celle-ci en y ajoutant toutefois les essais tentés par MM. Eug. et J. Bœckel ; enfin, la *Revue des sciences médicales* (t. II, p. 997, 15 octobre 1873). On peut s'étonner à bon droit que cette dernière ait simplemeut consacré quelques lignes à l'analyse de la note de Billroth sur la méthode d'Esmarch. Assurément, le nouveau mode opératoire du professeur de Kiel méritait, mieux que certaines thèses ou certains mémoires amis, compendieusement analysés dans ce recueil, les honneurs d'une étude sérieuse et d'une critique attentive. En tout cas, l'auteur de l'article aurait pu, au lieu de résumer simplement l'article de Billroth, remonter à la communication originale d'Esmarch (parue le 11 août dans la *Berliner Klinische Wochenschrift*), et faire ainsi connaître aux lecteurs de la *Revue des sciences médicales*, en même temps que l'appréciation du professeur de Vienne, le travail original d'Esmarch, et les résultats obtenus aussi bien par l'auteur de la méthode que par un certain nombre de chirurgiens allemands et anglais, qui l'ont employée après lui. Nous n'en voulons, du reste, qu'à demi au collaborateur de M. Hayem, puisque l'insuffisance de son article nous laisse l'occasion de tenter aujourd'hui une étude critique sur ce moyen d'hémostase.

Deux journaux seulement ont jusqu'ici analysé les travaux d'Esmarch lui-même : la *Gazette médicale de Paris* a fait connaître, dans son numéro du 8 novembre 1873, la communication d'Esmarch au congrès des chirurgiens allemands ; et le *Progrès médical* (n° du 22 novembre 1873) a résumé la brochure récemment publiée par ce chirurgien.

Le 12 novembre 1873, M. Demarquay, en présentant à la Société de chirurgie la brochure d'Esmarch, a fait connaître et la nouvelle méthode telle qu'il l'a vue mettre en œuvre à Vienne, soit par Esmarch lui-même, soit par le professeur Mosetig, et les essais qu'il a de son côté tentés à Paris. Cette communication a donné lieu, dans le sein de la savante Société, à une discussion intéressante, sur laquelle nous aurons, du reste, à revenir dans le cours de cet article.

Enfin, dans le numéro de décembre 1873 des *Archives générales de médecine*, M. Paul Hybord a fait une étude critique sur la méthode d'Esmarch, en se servant spécialement de la note de Billroth et des journaux anglais.

Malgré ces divers articles et la discussion de la Société de chirurgie, il nous a semblé qu'il restait encore une place pour un travail critique plus complet sur cette intéressante question. Journaux anglais, allemands et italiens, travail original du professeur Esmarch, qu'il a bien voulu nous faire parvenir immédiatement sur notre demande, telles sont les sources auxquelles il nous a été donné de puiser. Aussi allons-nous essayer, dans cette étude analytique et critique à la fois, d'exposer comment la méthode est née dans l'esprit de son auteur, comment il l'a mise en pratique et quels résultats il en a obtenus, comment d'autres l'ont employée et appréciée à leur tour, et quel jugement on en peut porter aujourd'hui ; nous terminerons, enfin, en discutant la question de priorité et en examinant si la méthode mérite bien réellement de porter le nom d'Esmarch, sous lequel elle est actuellement connue en Allemagne et en Angleterre.

I.

De tous temps, on le sait, les chirurgiens se sont préoccupés de l'hémostase à obtenir pendant les opérations. Sans passer en revue tous les moyens mis en usage pour cet objet, il suffira de rappeler le lien constricteur employé au moyen âge, les amputations faites avec des couteaux chauffés à blanc, bientôt remplacées, grâce à Ambroise Paré, par la compression de l'artère principale du membre, d'indiquer les divers garrots et tourniquets compresseurs, de mentionner les méthodes modernes de l'écrasement linéaire, de la galvano-caustique et des amputations par les caustiques, et d'ajouter que la compression de l'artère principale faite par les doigts d'un aide exercé était devenue et restée jusqu'à l'heure actuelle la méthode idéale, malgré les tentatives de M. Verneuil pour la supprimer. On s'est tellement préoccupé de cette idée que le patient doit perdre le moins de sang possible, qu'un certain nombre de chirurgiens, il y a quelque trente ou quarante ans, étaient arrivés dans ce but (était-ce bien le seul ?) à pratiquer les amputations avec une rapidité vertigineuse et très-théâtrale à coup sûr. On pourrait citer chez nous plusieurs noms qui sont encore dans la mémoire de tous. En Allemagne, l'homme le plus étonnant sous ce rapport fut C.-J.-M. Langenbeck, à propos duquel Esmarch raconte l'historiette que voici : Alors qu'Esmarch étudiait la chirurgie à Gottingen sous ce maître illustre, un chirurgien de haute réputation et de grand âge vint à la clinique dans l'unique intention de voir par ses propres yeux une de ces opérations si rapidement exécutées. Langenbeck lui promit de pratiquer devant lui une désarticulation de l'épaule par sa méthode. Au moment où l'opérateur allait commencer, le vieux chirurgien se détourna pour prendre une prise ; quand il se retourna, l'opération était terminée.

Il y a treize ans, M. Verneuil, dont l'esprit inventif est toujours en quête de choses nouvelles, découvrit tout à coup à la compression de l'artère principale du membre une série d'inconvénients et de dangers qu'il a signalés par la plume de deux de ses élèves, MM. Petit (1) et Pillet (2). Ce dernier reproche à la compression d'être toujours plus ou moins difficile et parfois presque impossible, d'exiger un aide spécial qu'on ne trouve pas communément (surtout en province), d'être souvent insuffisante, et de provoquer, au point où elle est appliquée, des accidents locaux qui, pour être assez rares, n'en sont pas moins réels et dangereux. Parmi ces accidents, il faudrait signaler en première ligne

(1) Petit, *De la phlébite inguinale consécutive à la compression de la fémorale au pli de l'aine*, note présentée à la Société de chirurgie, le 31 mai 1871.

(2) Ch. Pillet, *De la suppression de la compression digitale préliminaire dans l'amputation des membres*. Thèse de Paris, 1873.

la phlébite inguinale, dont M. Verneuil a cité trois exemples, dès 1861, à la Société de chirurgie, dont M. Petit a rapporté deux nouvelles observations en 1871, dont M. Desprez a signalé deux cas en 1861, et dont M. Pillet relate un nouvel exemple dans sa thèse. Quoi qu'il en soit, M. Verneuil proposa de procéder de la manière suivante dans les amputations en supprimant la compression. D'abord, on devra employer le procédé à lambeaux. Dans le premier temps, le chirurgien trace les lambeaux au moyen d'une incision comprenant la peau et le tissu cellulaire sous-cutané ; il procède alors à la recherche de l'artère, la découvre, l'isole et la lie ; il est également recommandé de lier les grosses veines ; on achève alors le lambeau jusqu'à l'os, qu'on dénude ; on procède de la même manière pour le second lambeau, et on sectionne l'os. On n'a point démontré encore d'une manière suffisante ce que vaut ce procédé au point de vue de l'hémostase ; mais on ne pourra lui reprocher à coup sûr sa trop grande rapidité.

M. Guyon est arrivé à quelque chose de bien préférable ; depuis plus d'une année, il met en usage un moyen hémostatique qui a pour but de supprimer les pertes abondantes de sang veineux qui ont lieu dans les amputations et qui ne peuvent être empêchées par la compression artérielle. Pour cela, il fait d'abord élever fortement le membre par les aides au moment où commence la chloroformisation, et il fait maintenir le membre ainsi élevé jusqu'à ce que la narcose soit complète. Avant d'abaisser le membre, il fait commencer la compression artérielle, afin d'arrêter tout apport de sang dans les veines, déjà complètement vidées sous l'influence de la position ; puis on place un lien constricteur, très-fortement serré, *immédiatement au-dessous* du point où doit être pratiquée la section, et l'on fait placer le membre en position pour opérer. M. Guyon, qui a mis ce moyen en usage dans une série de grandes opérations, a été étonné de la minime quantité de sang perdue par les malades. MM. Verneuil et Lannelongue ont mis plusieurs fois ce procédé en pratique, et avec un succès complet.

Telles sont les diverses tentatives faites dans ces derniers temps pour assurer l'hémostase dans les opérations. Nous pouvons exposer maintenant la méthode du chirurgien allemand.

II.

C'est en 1855 qu'a germé chez Esmarch l'idée qu'il a si heureusement développée depuis. Ayant pratiqué une amputation de cuisse pour un volumineux ostéosarcome et ayant ensuite examiné le membre enlevé, il fut épouvanté de la quantité de sang encore contenue dans ses vaisseaux ; dès ce jour, il se promit que ce sang serait conservé désormais à l'opéré. Aussi, depuis cette époque, il a toujours entouré les membres à amputer d'un bandage roulé fortement serré, de manière à en faire refluer la plus grande quantité possible du sang qu'ils renferment. C'est ainsi qu'il a procédé jusqu'en 1871 dans tous les cas d'amputations et de désarticulations ; en agissant de cette façon, et avec l'aide de la compression de l'aorte, il a pu pratiquer la désarticulation de la hanche avec une perte de sang très-faible. De cette manière, dit-il, il n'avait encore qu'un résultat incomplet, parce qu'il n'entourait le membre d'un bandage roulé que jusqu'aux limites du mal, ou tout au plus jusqu'au champ opératoire, et surtout parce qu'il se contentait avec cela de la compression digitale exercée sur l'artère principale. Aussi, dans les cas où il fallait compter avec les conditions anatomiques et où il était de la dernière importance de perdre peu de sang, il opérait aussi vite que possible. Ainsi, par exemple, pour une amputation par la méthode circulaire, il divisait d'un coup toutes les parties molles jusqu'à l'os, sciait rapidement celui-ci au niveau de la section des parties

molles, puis liait les vaisseaux ; enfin, une fois l'hémostase faite,
il régularisait son amputation en dénudant l'os et le sciant de
nouveau quelques centimètres plus haut. S'agissait-il d'une désarticulation coxo-fémorale, son manuel opératoire était ainsi
réglé : ligature en bloc des vaisseaux fémoraux dans le lambeau
antérieur, incision circulaire à travers les muscles, section rapide
de l'os au niveau de cette incision ; puis, ligature individuelle de
chaque vaisseau, et, cela fait, désarticulation de la tête fémorale. Il alla même plus loin dans un cas ; l'opération terminée, il
injecta dans la veine fémorale le sang écoulé pendant l'opération et préalablement défibriné.

C'est encore pour éviter au patient une perte de sang et débar-
rasser le chirurgien de l'obscurcissement incessant du champ
opératoire par l'écoulement sanguin, que Dieffenbach, dans l'ex-
tirpation de tumeurs érectiles comprenant presque toute l'épaisseur de la joue, se servait d'une pince terminée par deux anneaux ovales entre lesquels il comprimait solidement le pourtour
de la tumeur ; de la même manière agit la pince de Desmarres et
de Snellen pour l'extirpatiou des tumeurs des paupières, pince
qu'on pourrait aussi bien utiliser dans les opérations pratiquées
sur les lèvres. Enfin, Esmarch, quand il a à enlever une tumeur
érectile reposant sur une base dure, comme au crâne, fait presser
par les doigts d'un aide, autour de la tumeur, un anneau de corne
ou d'étain. Mais, ce qu'il cherchait, c'était un procédé semblable
applicable aux grandes opérations ; il y a longtemps songé, et il
est enfin arrivé, grâce à l'emploi du caoutchouc faisant la compression élastique, au procédé qu'il met en usage depuis le commencement de cette année (1873), et qu'il a fait connaître, au
mois d'avril, au congrès des chirurgiens allemands.

Voici comment se comporte le professeur de Kiel, d'après sa
communication au congrès et une leçon clinique (1) :

(1) *Ueber Blutersparung bei Operationen an den Extremitaeten*, lu au

S'agit-il d'une amputation de cuisse ou de jambe, il enroule
fortement autour du membre, depuis les orteils jusqu'à la partie
supérieure de la cuisse, une bande de caoutchouc ; on obtient
ainsi le reflux dans la circulation générale du sang contenu dans
les vaisseaux du membre ; puis, pour empêcher l'accès par les
artères d'une nouvelle quantité de sang, il passe par dessus ce
bandage, à la partie supérieure de la cuisse, un tube de caoutchouc
de la grosseur du pouce, et le serre fortement autour du membre,
de manière à supprimer complètement la circulation ; si l'on a
affaire à un sujet très-musclé, on peut, pour plus de sûreté, placer
en outre un tampon sur le trajet de la fémorale. On enlève alors
la bande roulée et l'on commence l'amputation ; on a sous les
yeux un membre complètement anémié, pâle, et l'on opère tout
à fait à sec. L'opération terminée, on lie les artères principales,
que l'on trouve facilement avec l'œil, aidé des données anatomiques ; puis, après avoir enlevé le tube constricteur, on procède à la ligature des artères plus petites, qui donnent alors du
sang. On procède identiquement de la même manière pour le
membre supérieur. S'agit-il, comme dans le cas qui a servi
d'occasion à la leçon d'Esmarch (trad. dans le *London medical
Record*, 22 et 29 octobre 1873), d'une nécrose du tibia, on procède de la même manière, et l'on fait ensuite toute son opération,
incision des parties molles, section de l'os nouveau, extraction
du ou des séquestres, ruginage des cloaques, sans qu'il s'écoule
une goutte de sang, comme si l'on opérait sur le cadavre. Le malade
dont il est question dans cette leçon clinique, affecté de nécrose
des deux tibias, a pu subir dans la même séance une double
opération, Esmarch opérant sur une jambe et son assistant sur

second congrès des chirurgiens allemands et rapporté par la *Berliner Klinische Wochenschrift*, n° 32, 1873.

Ueber Bluterleeren bei Operationen, in *Volkmann's Sammlung Klinischer
Vortræge*, 1873.

l'autre, sans perdre plus d'une cuiller à thé de sang. Esmarch dit combien il a regretté, le jour où il a usé de cette méthode pour la première fois, de n'avoir pas eu recours plus tôt à un procédé si simple et si efficace. Si le membre sur lequel on opère est le siége de plaies, on l'enveloppe avant de rouler la bande élastique, avec du papier verni ou du taffetas ciré.

Cette méthode est applicable, avec un succès plus ou moins complet, à presque toutes les opérations qui se pratiquent sur les membres : amputations, résections, ligatures, ablation de tumeurs, extraction de séquestres, évidement des os. Il y a une distinction à faire, au point de vue de l'application du procédé, suivant qu'il s'agit d'une amputation ou d'un autre genre d'opération. Dans les amputations, il faut, comme nous venons de le dire, enlever le lien circulaire dès qu'on a lié toutes les artères reconnaissables à l'œil ; on a d'abord une exsudation sanguine en nappe, puis on distingue les petites artères et on les lie ; il ne se perd jamais ainsi qu'une très-faible quantité de sang. Dans les autres opérations, au contraire, on n'enlève le tube de caoutchouc serré autour du membre qu'après avoir achevé le pansement, ou même plusieurs heures après.

On peut encore appliquer la méthode aux opérations pratiquées sur les organes génitaux de l'homme. A-t-on à faire l'ablation du testicule ou l'amputation de la verge, par exemple, on passe un petit tube de caoutchouc derrière la racine des bourses, on croise les deux chefs sur le pubis et on les noue en serrant fortement derrière le sacrum. Esmarch a exécuté plusieurs fois par ce procédé la castration et l'amputation de la verge, en ne faisant perdre au malade que la petite quantité de sang contenue dans l'organe au début de l'opération. Si l'on veut conserver même ce sang-là, par exemple dans les cas d'ablation de tumeurs volumineuses du testicule, on entourera préalablement le scrotum d'un bandage élastique serré, comme on le fait pour les membres.

Ce n'est que peu à peu, après divers essais, et en apportant des modifications successives, qu'Esmarch est arrivé à compléter sa méthode actuelle. En outre, une étude expérimentale sur les conditions physiques et physiologiques de ce mode d'hémostase a été entreprise par un de ses élèves, le docteur Petersen, qui en a consigné les résultats dans sa dissertation inaugurale (*Ueber künstlichen Ischæmia bei Operationen, De l'ischémie artificielle dans les opérations*, Kiel, 1873). Esmarch, tout en faisant ressortir les avantages considérables de sa méthode, ne se dissimule pas qu'elle a des applications limitées, qu'on peut lui faire des objections et lui trouver des contre-indications. En attendant d'examiner plus loin ces différents points, signalons les résultats obtenus par le professeur de Kiel. Du 1er au 15 août 1873, cette méthode a été employée par lui dans 87 opérations, dont 21 amputations et désarticulations (parmi lesquelles 6 amputations de cuisse, 8 de jambe, 1 désarticulation de l'épaule), 8 résections, 13 opérations de nécrose, 5 ablations de tumeurs ; il y a eu seulement 4 morts. Dans les amputations, il y a eu le plus souvent réunion par première intention, et presque jamais il n'y a eu de fièvre traumatique.

Telle est en substance la part d'Esmarch dans cette importante question. On trouvera peut-être que je me suis trop longuement étendu sur les préliminaires, sur les phases par lesquelles a passé l'esprit de ce chirurgien avant d'adopter et de formuler sa méthode actuelle ; si je l'ai fait, c'est qu'il est toujours intéressant de voir comment un homme qui travaille, un esprit qui cherche, est amené du point de départ au résultat définitif.

III.

Depuis la communication faite, le 18 avril 1873, au second congrès des chirugiens allemands, le procédé nouveau a été mis en pratique par plusieurs chirurgiens de différents pays et avec le même succès.

Billroth a été un des premiers à suivre cette voie et à faire connaître (*Wiener mediz. Wochenschrift*, 19 juillet 1873) les résultats de son expérience personnelle, qui porte sur 14 cas : 2 opérations considérables pour nécrose du tibia, 3 résections partielles du pied, 2 résections du coude, 2 amputations de Chopart, 4 amputations de cuisse, et 1 désarticulation de la hanche. 12 fois le résultat donné par l'appareil d'Esmarch a été complet ; 2 fois il a été incomplet, et pour les raisons suivantes : Dans un cas, une large cicatrice, suite de brûlure, avait plié le genou à angle droit et empêchait la bande de caoutchouc d'exercer au niveau du creux poplité une compression circulaire suffisante ; on dut comprimer la fémorale à l'aine. Dans le second cas, il s'agissait d'une désarticulation secondaire de la hanche consécutive à une amputation de cuisse, chez un homme de quarante-un ans, alcoolique au dernier point ; le tube de caoutchouc fut passé par le périnée, puis au-dessus de l'épine iliaque antéro-supérieure, de là sur les muscles fessiers, et fortement serré ; en même temps on comprima l'aorte. La perte de sang fut très-diminuée, mais non supprimée d'une manière absolue. Sur ses 14 opérés, Billroth en comptait 11 guéris ou en voie de guérison au moment où il écrivait, et 3 morts (la désarticulation de la hanche et deux amputations de cuisse).

Le 4 juin 1873, Arthur Menzel (de Trieste) mettait à l'épreuve à son tour la méthode nouvelle, et faisait connaître quelques jours après le résultat obtenu par lui (*Gazzetta medica italiana lombarda*, 14 juin 1873). Voici le résumé de son observation : Homme de soixante-cinq ans, de grande taille, très-maigre et très-pâle, présentant à la partie supérieure et interne de la cuisse gauche une tumeur dure, inégale, ayant acquis en cinq mois le volume d'une tête d'enfant nouveau-né, mobile latéralement, immobile dans le sens longitudinal, que l'on diagnostiqua être un sarcome des parties molles avec adhérences musculaires, et dont on décida l'ablation. On fit un bandage roulé avec une bande de caoutchouc sur tout le membre, excepté sur la tumeur ; puis, immédiatement au-dessous de l'aine, on comprima fortement la cuisse au moyen de quatre tours d'un fort tube de caoutchouc. Incision longitudinale de dix pouces ; on constate que la tumeur adhère intimement aux muscles, spécialement au demi-membraneux et au demi-tendineux, et qu'elle est traversée de part en part par l'artère et la veine fémorales et le nerf saphène. L'artère et la veine sont liées au-dessus et au-dessous de la tumeur, qui est alors enlevée ; on trouve ensuite une seconde tumeur plus petite, adhérente au périoste, que l'on extirpe également. L'*opération*, y compris le temps nécessaire à produire l'anesthésie, *dura trois quarts d'heure, et le malade ne perdit pas une goutte de sang ; l'opération se fit exactement comme si on l'avait pratiquée sur le cadavre.* A l'effet de se rendre compte de ce qu'aurait été l'hémorrhagie si le tube de caoutchouc n'eût pas été appliqué, Menzel le relâcha un moment, une fois l'opération finie, et immédiatement le sang s'échappa de nombreuses artères musculaires profondes. On serra de nouveau le tube élastique ; quand on l'enleva, neuf heures après, il n'y eut pas d'hémorrhagie (Reprod. dans la *Gazzetta delle Cliniche*, de Turin, 24 juin 1873).

En Angleterre, la méthode d'Esmarch a été déjà employée par plusieurs chirurgiens et dans un certain nombre d'opérations ; W. Mac Cormac a été le premier à l'essayer à Londres, dans son service de Saint-Thomas's Hospital. Le 27 août *(London med. Record)*, il relate un cas d'extraction de séquestre du tibia qui lui est personnel, et un cas de résection du genou qui appartient à Arnott ; dans ces deux opérations, il ne s'écoula pas une goutte de sang. Le même auteur, dans une note plus récente *(Med. Times and Gazette*, 20 sept. 1873), signale de nouveaux cas d'emploi de cette méthode par lui et ses collègues de Saint-Thomas's Hospital (séquestrotomies, amputatations de cuisse), et proclame bien haut les avantages qu'on en peut retirer.

A Londres encore, M. Wagstaffe a mis ce procédé en usage dans un cas d'amputation de cuisse pour une gangrène du pied ; mais, pour éviter de faire pénétrer des produits septiques dans la circulation, il eut la précaution de ne commencer l'application de la bande élastique que quelques pouces au-dessus de la partie mortifiée (*The Lancet*, 11 octobre 1873).

M. Harrison Cripps, de Saint-Bartholomew's Hospital, a proposé à l'appareil d'Esmarch une modification qui économise plusieurs mètres de bande élastique, et rend l'application aussi simple que facile. Il emploie un tube de caoutchouc destiné non-seulement à supprimer la circulation centrifuge, mais aussi à refouler d'abord le sang contenu dans le membre. Les deux extrémités du tube, qui a 21 pouces de long et 3/8 de pouce de diamètre, sont liées ensemble par un fil, de manière à former un anneau élastique de sept pouces de diamètre ; il se sert, en outre, d'un dévidoir à rainure et à double manche autour duquel roulera le tube. Pour appliquer cet appareil au bras, on fait faire à l'anneau élastique trois ou quatre tours serrés qui enferment les doigts et le pouce, en ayant soin que les tours ne se croisent pas. On place alors le dévidoir entre le pouce et le tube, en passant sous la partie qui réunit le premier et le dernier tours ; on fait alors glisser progressivement l'anneau élastique de bas en haut, en ayant toujours bien soin que les tours gardent leur place et ne se croisent pas. On remonte ainsi jusqu'au dessus du point où doit se pratiquer l'opération, pendant laquelle on maintient la compression. Le degré de constriction peut être parfaitement réglé par la distance laissée entre le dévidoir et le membre par celui qui applique l'appareil. Cette méthode répond très-bien à son but pour le membre supérieur et la partie inférieure de la jambe ; mais au creux poplité les tendons fléchisseurs empêchent la compression efficace de l'artère ; il faudrait y placer un tampon solide. Pour enlever le bandage, on le déroule en sens inverse, ou on coupe le fil qui réunit ses extrémités (*The Lancet*, 11 oct. 1873).

Il me semble, comme à **M.** Paul Hybord, que ce procédé ne vaut pas celui d'Esmarch, parce qu'il donne une compression moins régulière et moins exacte.

Rouge, de Lausanne, vient de signaler à son tour quelques cas d'application de la nouvelle méthode d'hémostase (*Bullet. de la Soc. méd. de la Suisse romande*, octob. 1873). Il a vu, à Berne, le professeur Kocher mettre en pratique ce procédé pour une désarticulation du coude et pour une amputation de l'avant-bras ; dans ces deux cas, l'opération fut faite comme sur le cadavre. Il l'a lui-même appliqué trois fois :

1° Enfant ayant eu la cuisse droite et la jambe gauche broyées et coupées par une roue de locomotive, apporté exsangue à l'hôpital ; les moignons sont entourés d'une bande élastique, les cuisses comprimées avec le tube en caoutchouc ; puis amputation de la cuisse gauche au quart inférieur *sans perdre une goutte de sang par les chairs* ; suintement insignifiant par le canal médullaire ; les artères, blanches et béantes, sont liées ; puis, le tube compresseur retiré, on met une ligature sur deux petites artérioles qui se mettent à donner. La cuisse droite est amputée au quart supérieur ; opération à sec ; seulement, à la section de l'os, le moignon devenant subitement plus mince, le tube glissa ;

jet de sang aussitôt arrêté par une pince à ligature ; le tube est replacé et on lie tranquillement les vaisseaux. On fait de suite une transfusion de 200 grammes de sang pris à un individu robuste et injecté dans la veine fémorale gauche. L'enfant n'avait pas perdu une cuiller à bouche de sang dans cette double amputation.

2° Femme de soixante-trois ans, amputée de la cuisse pour une ostéo-arthrite suppurée du genou, avec œdème de tout le membre ; malgré une hémostase un peu moins complète, grâce à l'œdème, l'écoulement sanguin fut presque nul.

3° Evidement de la partie inférieure du tibia chez un jeune homme de vingt-deux ans ; il ne s'écoula pas une goutte de sang ; la gouge coupait à sec comme dans du bois ; la cavité évidée était cependant très-étendue. Aussitôt le lien enlevé, la jambe reprit sa coloration normale, et le sang, jaillissant des parois osseuses, remplissait en un clin d'œil la cavité qu'on venait de creuser.

Rouge ajoute qu'il n'est pas nécessaire d'avoir recours à une bande élastique ; une simple bande suffit, d'après lui, pour atteindre le but, et un lien ordinaire, une cordelette par exemple, conviendrait très-bien pour comprimer la racine d'un membre ou le pédicule d'une tumeur. C'est là, il est vrai, une simplification ; mais elle n'est peut-être pas très-heureuse ; la compression élastique du caóutchouc soit en bandes, soit en tubes, doit être bien supérieure comme égalité et efficacité à celle d'une bande ordinaire et d'une cordelette, sans compter que la constriction de cette dernière doit laisser après elle une certaine contusion de la peau.

A Strasbourg, MM. Eug. et Jules Bœckel ont employé ce nouveau mode de compression, un peu modifié, il est vrai. Ainsi, chez un malade auquel il allait amputer la cuisse, Eug. Bœckel commença par chasser le sang de l'extrémité du membre au moyen d'une bande de toile partant du pied et remontant jusqu'au genou ; puis il se contenta d'appliquer vers la racine de la cuisse un gros tube de caoutchouc faisant deux fois et demi le tour du membre, et dont les deux bouts furent rapprochés et serrés au moyen d'un fort fil. La section de la peau ne donna qu'une quantité insignifiante de sang ; celle des chairs profondes se fit sans la moindre hémorrhagie, absolument comme sur le cadavre. La crurale et deux ou trois artères une fois liées, on desserra peu à peu le tube de caoutchouc ; ce n'est que lorsque la cuisse fut complètement débarrassée de son lien, que se mirent à donner quelques artérioles, qu'on lia aisément. Un autre sujet subit une amputation de l'avant-bras sans perdre une goutte de sang. Jules Bœckel a pratiqué une amputation de jambe, plusieurs désarticulations de doigts, et, grâce au tube de caoutchouc, il a opéré absolument à sec (*Gaz. méd. de Strasbourg*, 1er octobre 1873).

A Paris, M. Demarquay, qui avait vu appliquer deux fois ce mode de compression à Vienne par Esmarch et par Mosetig, l'a mis lui-même en usage trois fois. Il a pratiqué : 1° une amputation de jambe à la partie inférieure ; son opérée n'a pas perdu vingt gouttes de sang, et, l'opération terminée, il a lié les artères en les isolant des veines et des nerfs avec la plus grande facilité ; 2° l'ablation de l'indicateur et d'une partie du premier métacarpien, sans perte de sang ; 3° l'ablation d'une tumeur fibro-vasculaire du bras d'un enfant. La compression bien faite lui a permis de disséquer facilement cette tumeur sans perdre une goutte de sang, et de lier les vaisseaux importants pendant que le membre était encore soumis à la compression (*Société de chirurgie*, séance du 12 novembre 1873).

A Lyon, M. D. Mollière a expérimenté cette méthode à l'Hôtel-Dieu, avec le plus parfait succès, dans trois cas : une amputation de cuisse et deux amputations de jambe, en suivant exactement le procédé d'Esmarch. Deux fois il s'agissait de malades tellement affaiblis par le traumatisme et l'hémorrhagie primitive, qu'il était de la plus haute importance de leur faire perdre la plus mince quantité possible de sang, sous peine de faire une opération inutile. Dans les trois cas, l'amputation s'est faite à sec.

IV.

Tels sont l'origine, l'application et les résultats de la méthode d'après les divers travaux publiés jusqu'ici ; il me reste maintenant à en étudier la valeur, c'est-à-dire les avantages et les inconvénients.

Avantages. — Cette méthode, comme il est facile de le voir par l'exposé qui vient d'être fait, a de très-grands et très-sérieux avantages, qu'il suffira d'énumérer rapidement, de résumer en quelque sorte, puisqu'ils ont déjà été indiqués à propos des faits particuliers.

1° Et d'abord, en ne faisant perdre à l'opéré qu'une quantité de sang insignifiante, presque nulle dans la plupart des cas, en conservant à sa circulation le sang contenu dans le membre ou la portion du membre à retrancher, on rend au malade un service sérieux. On diminue, dans des proportions notables, l'anémie consécutive ; on facilite par conséquent la guérison. Dès lors, n'ayant plus à faire entrer en ligne de compte dans la décision à prendre la quantité de sang forcément perdue pendant une opération, on redoutera moins de pratiquer des amputations ou des résections, voire des extractions de séquestres ou des extirpations de tumeurs, chez des sujets profondément anémiés par l'hémorrhagie traumatique, une longue suppuration ou une dyscrasie, tous sujets chez lesquels l'hémorrhagie opératoire, si faible soit-elle, a une grande importance, et peut et doit peser sur l'esprit du chirurgien qui a à poser les indications et contre-indications d'une intervention chirurgicale. On supprime ainsi, dans une grande mesure, sinon d'une façon absolue, une contre-indication parfois formelle, et on agrandit, au bénéfice des malades, le champ de l'intervention opératoire ; on diminue le nombre des patients regardés souvent et à juste titre comme des *noli me tangere.*

2° En second lieu, on n'a pas toujours sous la main, comme dans les grands hôpitaux, des aides intelligents et exercés, capables de pratiquer d'une manière irréprochable la compression digitale de l'artère principale du membre. La méthode d'Esmarch permet la suppression d'un aide, et de l'aide le plus important ; elle permettra donc souvent de faire sur place, c'est-à-dire à la campagne ou dans les petits hôpitaux, des opérations qu'on n'oserait ou ne pourrait y entreprendre sans ce précieux secours. On en peut dire autant de la chirurgie en temps de guerre. Cette méthode permet en somme au chirurgien, comme le dit M. Demarquay, de pratiquer les opérations les plus graves avec le secours d'un seul aide intelligent pour administrer l'agent anesthésique et de quelques aides assez forts pour tenir l'opéré.

3° Enfin, on trouvera dans l'emploi de ce procédé de grandes facilités pour la pratique de certaines opérations : séquestrotomies, évidement des os, résections, extirpations de tumeurs ; on aura l'avantage incontestable de ne pas voir le champ opératoire constamment masqué par l'écoulement sanguin ; on ne sera plus obligé de recourir sans cesse aux éponges ; d'où commodité plus grande et économie de temps.

En résumé : extension de l'intervention chirurgicale, économie du sang de l'opéré, facilités opératoires et économie de temps, tels sont les avantages de la compression élastique.

Désanvantages ; contre-indications ; objections. — A côté de ces bienfaits, il y a certainement quelques ombres au tableau, et il est nécessaire de les indiquer à leur tour.

Le principal désavantage de cette méthode, et elle a cela de commun avec beaucoup d'autres, car il n'y a, en chirurgie comme en médecine, aucun moyen absolument applicable à tous les cas, son principal désavantage est d'avoir des limites dans son application. Elle ne peut être employée, en effet, que dans les opérations pratiquées sur les membres et sur les organes génitaux de l'homme. Mais c'est déjà un champ assez vaste, et les services qu'elle peut rendre dans ses limites d'application sont assez nombreux et assez considérables pour lui mériter une place sérieuse dans la thérapeutique chirurgicale.

Les contre-indications ne sont pas encore suffisamment connues, et partant suffisamment établies. Parmi elles, il en est une qu'Esmarch a lui-même signalée, et que voici : Quand on a une opération à pratiquer sur un membre qui est le siége d'infiltrations purulentes, on ne doit pas chercher à en chasser complètement le sang ; si on comprime fortement avec la bande élastique des parties présentant cette condition, on risque de faire pénétrer le pus dans les mailles du tissu cellulaire, de là dans les lymphatiques, et l'on peut s'exposer ainsi à de fàcheux accidents. « Dans ces cas, dit Esmarch, je me contente, avant de placer le lien circulaire autour du membre, d'en faire refluer le plus de sang possible en faisant tenir ce membre élevé pendant quelques instants. » Cette manière de faire est analogue, sauf la position du lien circulaire, à celle de Guyon. La même contre-indication existe dans les cas de gangrène, car on pourrait chasser des principes septiques dans la circulation.

On pourrait craindre que le refoulement de tout le sang d'un membre dans le torrent circulatoire, qui a une capacité limitée, n'entraînât des suites fàcheuses ; on est bien vite rassuré à cet égard par les nombreux cas où la méthode a été employée par Esmarch et ses imitateurs sans qu'on ait observé de ce chef un seul accident. On est plus rassuré encore si on se rappelle l'observation d'Esmarch citée plus haut et ayant trait à un homme chez lequel ce mode de compression fut appliqué à la fois aux deux membres inférieurs.

Quant à la douleur produite par cet appareil, elle est très-modérée. M. Demarquay s'en est assuré en appliquant ce mode de compression sur le membre inférieur d'une femme affectée de varices ; il a constaté que cette compression était très-supportable, quoique très-efficace ; car le membre, après une compression de quinze à vingt minutes, avait pris un aspect tout à fait cadavérique.

Une question, une objection trouve ici sa place, et Esmarch y a répondu autant qu'on peut le faire aujourd'hui. L'emploi de cette méthode ne peut-il pas entraîner à sa suite quelque danger, quelque inconvénient tout au moins pour la santé de l'opéré ? Peut-on affirmer que la compression forte et prolongée, supprimant d'une manière absolue la circulation dans un membre, ne sera pas suivie de troubles dangereux de la circulation et de l'innervation, tels que des thromboses, des inflammations, des paralysies ? Assurément, dit le professeur de Kiel, on ne peut pas répondre d'une manière tout à fait affirmative ; mais, en tenant compte des milliers de cas où des chirurgiens de tout temps et de tout pays ont employé le tourniquet et la compression digitale, on regardera comme peu probable que la compression, même totale, puisse entraîner des accidents, si elle ne dure pas trop longtemps. D'autre part, les expériences classiques de Conheim ont démontré que, chez les animaux à sang chaud, l'interruption complète de la circulation n'est généralement suivie d'aucun trouble durable, si elle n'est pas continuée plus de six ou huit heures. Enfin, Esmarch, qui a pratiqué, du 1er janvier au 15 août 1873, plus de 80 opérations sur des parties du corps artificiellement anémiées par sa méthode, affirme n'avoir jamais vu survenir aucun des troubles qu'on aurait pu redouter. Il a fait des opérations qui ont duré une heure, et n'a pas observé une seule fois

des troubles de la circulation pendant la durée de la cicatrisation ;
il a remarqué, au contraire, que, depuis l'emploi de son procédé
d'hémostase, les suites de ses opérations ont présenté une béni-
gnité inaccoutumée. Comme nous l'avons déjà dit plus haut, il n'y
a presque jamais eu de fièvre traumatique.

Autres applications du procédé. — Il nous reste enfin à
signaler, pour faire voir quelles pourraient être les développe-
ments de la méthode, une tentative de Billroth et une idée
d'Esmarch. Billroth, supposant que la compression élastique pourrait produire l'anesthésie locale, comme elle amène l'anémie
locale, pratiqua une de ses opérations sans chloroformer le
patient ; mais il n'y eut aucune diminution de la douleur. Le chirurgien de Vienne appelle néanmoins l'attention sur ce point, qui
pourrait être élucidé par de nouvelles expériences ; on pourrait
d'autant mieux poursuivre les recherches dans cette voie, que le
professeur Richet a depuis longtemps proposé, dans l'opération
de l'ongle incarné, d'entourer la racine de l'orteil d'une ligature
élastique, ce qui produit ou du moins favorise singulièrement
l'anesthésie locale, comme il est prouvé par sa propre observation et par celle d'un bon nombre de chirurgiens.

Quant à Esmarch, il se demande si la compression circulaire
élastique ne pourrait pas être utilisée dans les opérations exécutées sur le tronc, le cou et la tête, pour enfermer le sang dans
tous les membres ou une partie d'entre eux, de manière à former
des magasins de réserve, d'où on laisserait ensuite le sang ren-
trer dans la circulation générale dans le cas où le patient mena-
cerait de mourir par hémorrhagie. Ce n'est là qu'une idée, ajoute
Esmarch ; la possibilité de la mettre en pratique doit être préalablement étudiée par de soigneuses expériences sur les animaux
et sur l'homme.

V.

Avant de terminer cette note, il est nécessaire de dire quelques mots de la question de priorité, d'examiner si la méthode que nous venons d'étudier mérite bien réellement de porter le nom d'Esmarch.

Plusieurs réclamations de priorité ont été déjà présentées, soit dans la presse médicale, soit à la Société de chirurgie ; avant de les examiner et d'en peser la valeur, rappelons que la ligature circulaire des membres pour diminuer l'hémorrhagie dans les amputations était mise en pratique au moyen âge, et qu'elle est restée comme moyen employé pour empêcher ou retarder l'absorption des venins et virus à la suite des piqûres ou des morsures.

La réclamation de priorité qui fait remonter à la date la plus ancienne l'idée première de la méthode actuelle est celle qui a été formulée par M. Chassaignac à la Société de chirurgie (séance du 19 novembre) ; il renvoie à une communication faite par lui à la Société de chirurgie, le 15 octobre 1856, et au tome Ier de son *Traité des opérations*. Voici ce qu'on trouve à ces deux indications : M. Chassaignac présente un homme qui a eu une hémorrhagie à la suite de l'amputation du premier métatarsien ; applications de perchlorure de fer et tamponnement, compression sur les artères tibiales antérieure et postérieure. L'hémorrhagie reparaît quatre jours après, ligature des deux tibiales ; le quinzième jour, nouvelle hémorrhagie, cette fois au point où la tibiale antérieure a été liée ; cette artère est liée plus haut ; arrêt définitif de l'hémorrhagie ; guérison. M. Chassaignac montre l'appareil dont il s'est servi pour faire la compression. Il se compose de deux bandes roulées en globe, que l'on applique, l'une sur l'artère, l'autre sur le point opposé, et que l'on maintient au moyen d'un tube de caoutchouc, que l'on roule autour du membre. Ce nouveau compresseur des artères est d'une grande simplicité. (*Bullet. de la Soc. de chirurg.*, séance du 15 octobre 1856.)

D'autre part, voici ce qu'on lit au sujet de la compression des artères dans le *Traité des opérations chirurgicales* (t. I, pages 204-205) :

« Mes recherches m'ont conduit à établir qu'on pourrait arriver à d'énormes effets de pression par la superposition d'un nombre indéterminé d'anneaux de caoutchouc, dont la tension individuelle, c'est-à-dire la tension de chacun des anneaux, n'exigerait qu'un très-léger effort. Prenez un fil en caoutchouc ou un tube à drainage, tournez-en plusieurs cercles autour d'un membre, en ne tirant à chaque tour que très-modérément sur la corde élastique, et vous serez surpris de voir à quel degré de compression vous arrivez par la superposition d'un certain nombre de tours. Vous exercez la compression d'une façon si complètement graduelle que vous pouvez ne dépasser jamais la juste mesure de compression nécessaire pour arrêter la circulation artérielle. Chaque tour représente un degré. A peine avez-vous atteint le degré où la circulation cesse dans le vaisseau, que vous fixez le fil de caoutchouc, et si, quelques minutes après, le battement artériel reparaît, il suffit d'un seul tour de plus pour arrêter de nouveau le cours du sang. Pour compléter l'application du moyen, il suffit d'avoir deux bandes roulées en globe, que l'on applique, l'une sur l'artère, l'autre sur le point opposé, et que l'on maintient au moyen de tubes de caoutchouc que l'on roule autour du membre. » L'auteur cite ensuite le fait relaté plus haut, comme un exemple d'application.

Voilà absolument à quoi se réduit la part de M. Chassaignac, qui, depuis 1856, c'est-à-dire en dix-sept ans, n'a pas employé de nouveau ce moyen, qui du moins n'a cité aucun autre fait le 19 novembre dernier. Ce moyen, il l'a mis en usage une fois pour arrêter une hémorrhagie secondaire, il le signale comme pouvant remplacer les compresseurs compliqués dans le traitement des anévrysmes ; mais nulle part, ni à la Société de chirurgie, ni dans son *Traité des opérations*, il ne le donne comme pouvant s'appliquer à la production de l'hémostase préliminaire dans les opérations. Enfin, il ne s'est point occupé du refoulement du sang veineux.

Dans une lettre adressée au *Medical Times and Gazette* (15 novembre 1873), M. Fayrer revendique la priorité pour les chirurgiens de l'armée anglaise de l'Inde dans les termes suivants : « Le mode d'hémostase, pendant les opérations, attribué à Esmarch, est excellent, fort ingénieux, mais il n'est pas nouveau. Depuis plusieurs années, les chirurgiens de l'Inde ont mis en usage le même principe pour l'ablation des tumeurs du scrotum. On élève la tumeur, on la comprime avec un bandage pour en chasser le sang, puis on entoure son col d'un lien circulaire, de manière à empêcher tout nouvel apport de sang ; on fait alors l'ablation avec une perte de sang insignifiante, si on la compare à celle perdue dans les anciens modes opératoires. » Fayrer renvoie à des communications insérées dans le *Medical Times and Gazette* en 1862 et 1863. Il m'a été impossible de ne rien trouver dans ces deux volumes ; mais, outre la différence qu'il y a au point de vue de l'efficacité entre la compression par une bande et un lien de toile et celle que donne le caoutchouc, et Fayrer proclame lui-même la supériorité du procédé d'Esmarch, il faut remarquer que cette application n'a été faite que pour l'ablation des tumeurs du scrotum, et qu'il n'est nullement question des opérations sur les membres.

Une réclamation qui semble plus sérieuse est celle qui a été formulée par Vanzetti, de Padoue (1), en faveur du docteur

(1) *Gazetta medica italiana provincie venete*, 7 juin 1873.

Gandesso Silvestri, de Vicence, qui aurait fait connaître, en 1871, un procédé semblable à celui d'Esmarch. D'après l'indication du professeur Vanzetti, je me suis reporté au travail original de Silvestri, qui est intitulé : *Uso della gomma elastica nelle legature chirurgiche*, et qui a paru en 1871 (1).

Après avoir parlé de l'emploi de la ligature élastique pour l'ablation des tumeurs, le traitement des varices et des tumeurs érectiles et la ligature des artères, l'auteur arrive à son usage dans les amputations. Pour juger en pleine connaissance de cause, il m'a paru indispensable de donner ici la traduction de toute cette partie du travail de Silvestri :

« De même pour les amputations des membres, dit-il, j'emploie depuis longtemps la compression élastique. L'appareil consiste en bandelettes de tissu élastique, assez fortes comme action rétractile, ou, si elles sont plus faibles, assez longues pour qu'on puisse multiplier les tours de manière à obtenir une compression suffisante. Les deux extrémités de ces rubans élastiques portent l'une un crochet, l'autre une boucle en cuivre, de manière à pouvoir les agrafer. De cette manière, si l'occasion se présente d'entourer une vaste partie du tronc, il suffit de crocheter l'une à l'autre deux ou plusieurs de ces bandelettes pour comprimer une circonférence quelconque. Cette compression élastique présente deux avantages : 1° on peut se passer de l'aide chargé de l'hémostase ; le membre une fois entouré de plusieurs tours suffisamment serrés, le bandage reste en place de lui-même sans exiger aucune surveillance ; 2° pas une goutte de sang ne dépasse cette ceinture, et les artères à lier se présentent béantes et saillantes à la surface des tissus incisés.

« Voici un fait d'une importance plus qu'ordinaire. J'ai pratiqué la désarticulation de l'avant-bras sur un enfant de six ans,

___

(1) *Gazetta medica italiana provincie venete*, 16 décembre 1871.

auquel la chute d'une poutre avait écrasé le membre jusqu'à une faible distance du coude. Plusieurs jours s'étaient écoulés, et tout l'avant-bras était mortifié. L'enfant était affaibli à la fois par l'hémorrhagie survenue au moment de l'accident et par le processus gangréneux, de sorte qu'on devait craindre et éviter toute nouvelle perte de sang. Le bandage élastique m'en a garanti ; pas une goutte de sang ne fut perdue.

« Assuré de la valeur de ce moyen, soit qu'il s'applique au bras ou à la cuisse, c'est-à-dire à des membres volumineux et musculeux, j'ai délaissé depuis plusieurs années tous les appareils employés à cet usage, et qui sont inférieurs en ce qu'ils ne compriment pas toutes les artères affluentes au lieu de l'opération ; j'en dois dire autant de la compression digitale appliquée à l'artère principale du membre. (1) »

J'avoue, qu'à moins de torturer le texte et d'en vouloir absolument tirer ce qui ne s'y trouve pas, il est impossible de voir là un procédé identique à celui d'Esmarch, impossible de comprendre la revendication si nette de priorité qui a été formulée par Vanzetti, et reproduite à la Société de chirurgie par M. Verneuil. Silvestri ne dit pas à quel niveau il place ses bandelettes élastiques, et on pourra dire en sa faveur qu'il en enveloppe la totalité du membre à retrancher. Je ne crois pas que cette interprétation se puisse soutenir; il est question, dans le texte du chirurgien de Vicence, de la suppression de la circulation artérielle, d'un moyen qui lui semble supérieur aux tourniquets et à la compression digitale, d'un procédé qui remplace avantageusement cette dernière en supprimant la circulation dans *toutes* les artères du membre ; mais il n'est fait nulle part mention du refoulement préalable du sang contenu dans le membre au moyen d'une compression centripète. Il me semble donc impossible

(1) *Gaz. med. ital. lombarda provincie venete,* 16 décembre 1871.

d'accorder à Silvestri la priorité de la méthode dite d'Esmarch, et de voir dans son procédé autre chose que l'application de l'idée émise par Chassaignac en 1856 et en 1860, c'est-à-dire l'emploi de la ligature circulaire élastique pour la compression des artères, ce qui répond, du reste, au titre même du travail de Silvestri : *Emploi du caoutchouc dans la ligature chirurgicale.*

En 1853, Stromeyer employa, en présence d'Esmarch, qui le cite du reste dans sa brochure, un procédé analogue à celui de son successeur : dans un cas de ligature de l'humérale pour un anévrysme, Stromeyer appliqua un bandage roulé sur l'avant-bras jusqu'à la tumeur, puis plaça un tourniquet au-dessus de celle-ci (1). C'est même ce cas qui fut pour Esmarch l'origine de sa pratique indiquée plus haut et suivie par lui de 1855 à 1871, à savoir d'entourer d'abord d'un bandage roulé les membres à amputer. En 1853 et 1854, Billroth a vu Langenbeck procéder d'une façon semblable, mais seulement dans les cas d'amputation : bandage roulé autour du membre pour en refouler le sang, puis tourniquet appliqué à la racine du membre sur l'artère principale ; Langenbeck ne tarda pas à abandonner lui-même cette façon de procéder (2).

En somme, maint chirurgien a entouré d'un bandage roulé un membre à amputer, on a pratiqué au moyen âge la ligature circulaire à la racine du membre comme moyen d'hémostase; Chassaignac a préconisé dès 1856, dans le même but, la ligature élastique avec des tubes ou des anneaux de caoutchouc ; Silvestri a étendu et appliqué cette manière de faire de 1862 à 1871. On n'est donc pas autorisé à dire que la méthode d'Esmarch est absolument nouvelle de toutes pièces, ce qu'il ne prétend pas lui-même du reste, et à partager à cet égard l'enthousiasme et le

(1) STROMEYER, *Maximen der Kriegsheilkunst.* 2ᵉ édition, p. 164.
(2) BILLROTH, IN *Wiener mediziniche Wochenschrift,* 19 juillet 1873.

lyrisme de Billroth, et surtout de Leisrink (*Anal. bibliogr. du travail d'Esmarch* dans les *Schmitdt's Jahrbücher*, n° 8, 1873). Mais ce qu'il y a d'original dans la méthode du professeur de Kiel, c'est d'avoir combiné ces deux choses : refoulement complet dans la circulation générale du sang renfermé dans le membre sur lequel on opère et arrêt consécutif complet de la circulation artérielle ; c'est d'avoir systématisé cette méthode par l'emploi de la compression élastique, c'est d'en avoir généralisé et prôné l'usage avec faits à l'appui. Aussi, arrivé à la fin de cette étude, resté-je convaincu que, sauf production de nouvelles preuves, la méthode mérite bien réellement de porter le nom du professeur Esmarch.

SUR LA LIGATURE ÉLASTIQUE

A côté de la méthode d'Esmarch, il est intéressant d'en étudier une autre, parallèle en quelque sorte, puisqu'elle a aussi pour base l'emploi du caoutchouc en chirurgie. C'est la ligature élastique qui consiste à transformer le caoutchouc en moyen de diérèse. Ce procédé, qui a été donné comme nouveau dans ces derniers temps, n'est rien moins que neuf; il n'est que rajeuni, et de lui aussi on peut dire :

Multa renascentur, quæ jam cecidere.

Le 14 février 1873, le professeur Dittel a fait, à la Société de médecine de Vienne, une communication très-intéressante *sur une nouvelle méthode de ligature* très-pratique, la ligature élastique (1). L'idée de cette méthode lui fut suggérée par le curieux fait que voici : Le 5 mars 1872, entra dans son service une fille de onze ans, victime d'une méchanceté raffinée ou tout au moins d'une extrême négligence de la part de sa belle-mère ; sa chevelure était retenue dans une résille, et l'enfant se plaignait de céphalalgie et disait que la résille n'avait pas été enlevée depuis quatorze jours. Au niveau du cordon élastique de la résille, on

(1) *Wien. medizinische Wochenschrift*, n° 9, 1873, 1ᵉʳ mars.

voyait un sillon suppurant et pénétrant à travers la peau et même à travers les os du crâne; le cordon était enfoui au fond de ce sillon. Bientôt survinrent des signes de méningite, et l'enfant mourut le 21 mars. A l'autopsie, on trouva un sillon faisant le tour du crâne, ayant traversé la plus grande partie de l'épaisseur des os, de sorte que le sommet de la tête ne tenait au reste du crâne que par quelques ponts osseux.

Ce triste fait révéla au professeur Dittel l'emploi des cordons élastiques pour la division des tissus, et, au lieu de se servir des fils ordinaires, il employa dès lors pour les ligatures les tubes élastiques dont on se sert pour le drainage.

La première occasion lui fut fournie par un enfant de cinq mois, atteint d'une tumeur érectile de la région temporale gauche; la tumeur tomba au bout de huit jours, laissant une surface nette et granuleuse. Ce succès l'encouragea, et il appliqua dès lors la ligature élastique au traitement :

1° Des tumeurs érectiles ;

2° De la fistule anale ;

3° A la section de ponts cutanés ;

4° A l'ablation du carcinome mammaire ;

5° A la ligature de diverses artères.

Le procédé est d'une application facile; le lien doit être fortement serré et assujetti par un double nœud. La douleur causée par la constriction est en somme peu intense. La section des tissus est produite par la pression continue, qui amène l'oblitération des vaisseaux et partant la suppression complète de la nutrition. Le caoutchouc ne produit pas de suppuration, et il se fait une surface granuleuse au niveau de la section. Le processus de séparation se fait en une durée de trois à quinze jours, suivant l'épaisseur du pédicule et la densité des tissus.

Dittel a employé trois fois ce procédé pour des ligatures artérielles : 1° une fois pour la ligature de la poplitée après une amputation de la cuisse gauche par le procédé de Gritti ; 2° une fois pour la tibiale antérieure après une amputation de Pirogoff ; 3° sur de petites branches des deux tibiales et de la péronière. L'expérience lui a appris qu'au moyen de la ligature élastique on peut obtenir sûrement l'arrêt du cours du sang et l'oblitération définitive des artères.

Il compare ensuite les avantages de la ligature élastique mise en regard de l'écraseur, des divers constricteurs, de l'anse de platine et des fils ordinaires. Une fois appliquée, elle agit d'une manière douce et continue, grâce à son élasticité, jusqu'à la chute des tissus étranglés, et sans produire de suppuration ; enfin, la séparation des tissus se fait dans un temps relativement plus court (*Soc. de méd. de Vienne*, séance du 14 février 1873).

D'après une communication plus étendue, insérée dans l'*Allgemeine Wiener medizinische Zeitung* (25 février et 4 mars 1873), que nous n'avons pu consulter, mais qui est citée par le *Medical Times and Gazette* (nºs du 29 novembre et du 6 décembre) et le *London medical Record* (nºs du 3 et du 10 décembre), le professeur Dittel a appliqué cette méthode à l'amputation du sein et à l'amputation de jambe. Dans une note subséquente (*Wiener Zeitung* n° 29, 1873), il dit l'avoir employée dans cinquante-deux cas, qui se décomposent ainsi : 10 adénites inguinales suppurées, avec trajets sinueux, 13 fistules anales, 4 cas de prolapsus du rectum , 3 hydrocèles, 3 phimosis, 13 ablations de tumeurs, 1 castration, 1 cas d'éléphantiasis des grandes lèvres et 3 amputations de jambe.

Enfin, dans une dernière communication au même journal (1), Ditel décrit ainsi sa manière actuelle de procéder :

« J'ai maintenant modifié mon procédé de manière à pouvoir assurer les résultats opératoires aussi bien qu'avec l'instrument

(1) *Allgem. Wien. mediz Zeitung*, oct. 1873, n° 42.

tranchant. La chose est très-simple : je divise l'opération en deux périodes. Ai-je, par exemple, à enlever une tumeur du sein ? Comme précédemment, je passe la ligature élastique en arrière et autour de la tumeur au moyen d'une aiguille courbe, mais je ne serre plus que la ligature inférieure. Quand la moitié inférieure de la tumeur est tombée, les choses sont exactement dans le même état que si j'avais exécuté avec le bistouri la moitié inférieure d'une excision elliptique. Je puis alors voir et sentir si j'ai laissé en arrière quelque portion de la tumeur ; dans ce cas je puis y remédier soit en appliquant une autre ligature, soit en comprenant cette portion dans la ligature supérieure. La première ligature tombée et la surface de section bien examinée, on passe la ligature avec une aiguille derrière la partie supérieure de la tumeur, qui est étranglée entre deux liens élastiques. L'opération ainsi conduite est aussi complète que si on l'effectuait avec le bistouri ; elle dure quelques jours de plus, mais elle est moins douloureuse. »

Quinze jours environ sont nécessaires pour la chute du sein ainsi amputé. Ce procédé vient d'être employé à Londres, à University College Hospital, par sir Henry Thompson (21 novembre), pour une ablation du sein ; son opérée a eu un érysipèle grave.

Les communications du professeur Dittel n'ont pas tardé à soulever des réclamations de priorité. Le 7 juin 1873, la *Gazetta medica italiana provincie venete* a publié un mémoire de Vanzetti (de Padoue) dans lequel ce chirurgien rappelle un travail inséré dans le même journal, en 1862, par Grandesso Silvestri (de Vicence) (1) ; ce dernier y a étudié les applications chirurgicales de la ligature élastique, et rapporté les observations d'une tumeur

____

(1) *Sull'uso della gomma elastica nelle ligature chirurgiche*, in *Gaz. med. ital.*, 1862, p. 399.

érectile, d'un polype du vagin et d'un carcinome de la mamelle enlevés par ce procédé. Il conclut que la ligature élastique est préférable aux autres ligature, qu'elle met à l'abri de l'hémorrhagie, laisse une cicatrice lisse et plane, ne demande pas plus de temps que les autres moyens de constriction et ne cause pas plus de douleur, que c'est enfin un moyen à employer dans certains cas, pour l'amputation du sein par exemple, quand les malades refusent absolument une opération sanglante. Dans un second mémoire (1), publié il y a deux ans, Silvestri signale de nouveaux cas d'emploi de la méthode : ablation d'une volumineuse tumeur des bourses , de deux tumeurs de la vulve, dont l'une pesait 1,320 grammes, des sections de veines pour guérir des varices , des ablations de tumeurs érectiles, des ligatures d'artères. Enfin, il a employé la ligature élastique autour des membres comme moyen d'hémostase dans les amputations. Il est donc bien évident, textes en main, que Silvestri a employé longtemps avant Dittel la ligature élastique comme moyen de section. Celui-ci a du reste reconnu, dans une lettre à Vanzetti, que les deux mémoires que nous venons de citer constituaient évidemment à Silvestri un incontestable droit de priorité (*Gazetta delle cliniche*, 7 octobre 1873).

D'ailleurs, à peu près en même temps que paraissait le premier mémoire de Silvestri, A. Richard publiait dans la *Gazette hebdomadaire* (26 juin 1863) une lettre sur la ligature élastique. Trousseau lui avait dit un jour : Essayez donc de faire tomber les tumeurs pédiculées en les serrant avec un fil de caoutchouc ; à l'époque où il publia sa lettre, Richard avait fait ainsi dix-sept opérations : « L'action de la ligature élastique, dit-il, est continue et incessante ; elle peut être faible ou forte au début ; l'essentiel est de comprendre qu'on a tendu un ressort qui ne se repose

(1) *Id.*, *ibid.*, 16 décembre 1871.

qu'une fois sa tâche accomplie. Suivez cette tumeur, dont la base vient d'être étranglée par le fil élastique; le premier jour elle reste la même ; le second et le troisième, la température baisse, la peau devient un peu flasqne , la couleur un peu plus terne. Ces caractères s'accentuent les jours suivants ; la masse se réduit, se ride, se sèche. Elle se détache du quinzième au vingt-cinquième jour, sans efforts, sans inflammation, sans que le malade s'en aperçoive. C'est la marche de la gangrène sèche. Et pendant ce temps le sillon qui sépare le mort du vif reste caché par la ligature. Vous avez comme l'immunité d'une plaie sous-cutanée. A la chute de la tumeur, la réparation de la plaie est achevée presque entièrement. » Le premier emploi de ce procédé par Ad. Richard remonte au commencement de mai ou tout au plus à la fin d'avril 1863; il est donc postérieur au premier mémoire de Silvestri, qu'il paraît d'ailleurs ignorer.

En Angleterre, la ligature élastique a été employée depuis dix ans par plusieurs chirurgiens. Depuis 1863, M. Bryant s'en est servi à plusieurs reprises pour l'ablation de petites tumeurs pédiculées; M. Henry Lee l'a mise en usage pour lier sur des épingles les veines variqueuses, et depuis quatre ou cinq ans pour enlever les hémorrhoïdes; en août 1870 entrait à Middlesex Hospital un homme auquel, quelques mois avant, à Saint-Georges' Hospital, on avait enlevé une tumeur du cou au moyen de l'étranglement par des ligatures en caoutchouc. Le 10 mars 1871, M. Henry Lee communiquait à la Société clinique de Londres un cas d'amputation de la langue pour cancer au moyen d'une ligature élastique passée autour de la base de l'organe.

On voit par là que le professeur Dittel, qui a donné son procédé comme nouveau à la Société de médecine de Vienne, a eu de nombreux précurseurs en Italie, en France et en Angleterre.

Quant à la valeur de cette méthode, ainsi rajeunie et élargie depuis quelque temps, c'est à la clinique et à l'expérimentation d'en décider. On peut dire néanmoins dès à présent que, pour ce qui est des amputations des membres et du sein, elle n'est acceptable que pour les cas où l'on emploierait l'amputation par les caustiques, et que ceux-ci valent bien autant, sinon mieux, que la ligature élastique ; ajoutons encore que l'écrasement linéaire remplira fort souvent, aussi bien qu'elle, et plus rapidement, les indications pour lesquelles on l'a conseillée.

9 782019 292577